Caminhos para a Saúde: Investigando as Complexidades das Doenças na Sociedade

OTAVIO ANANIAS PEREIRA DA SILVA RIBEIRO e ADRIANO ROBERTO FRANQUELINO

(Org.)

ISBN: 979-8-32-561233-6

Foto de capa
Copilot - 2024

Montagem da capa
Adriano Roberto Franquelino

Diagramação
Otavio Ananias Pereira da Silva Ribeiro

Preparação e organização dos textos
Otavio Ananias Pereira da Silva Ribeiro
Adriano Roberto Franquelino

Revisão ortográfica
Otavio Ananias Pereira da Silva Ribeiro
Adriano Roberto Franquelino

RIBEIRO, A.A.P.S. e FRANQUELINO, A.R.(Org.)
O Caminhos para a Saúde: Investigando as Complexidades das
Doenças na Sociedade, 1ª ed. (Vol. 1). 2024. 67 p.

O CAMINHOS PARA A SAÚDE: INVESTIGANDO
AS COMPLEXIDADES DAS DOENÇAS NA SOCIEDADE
1ª Edição.

ISBN: 979-8-32-561233-6
1.   Saúde pública / Medicina preventiva / Prevenção contra
epidemias / Título
Índice de catálogo sistemático:
1.Saúde pública 614

DEDICATÓRIA

Para aqueles que enfrentam batalhas silenciosas contra doenças, que lutam com coragem e esperança a cada dia, esta obra é dedicada a vocês. Que cada página seja um abraço caloroso, uma luz de compreensão em meio à escuridão da incerteza. Que as palavras aqui escritas sirvam não apenas como um guia, mas também como um conforto para os corações aflitos e as mentes inquietas. Que juntos possamos encontrar força na solidariedade, conhecimento na educação e cura no cuidado mútuo. Esta dedicatória é para todos os que enfrentam a batalha contra a covid-19, a esquistossomose, o impetigo e todas as outras doenças que desafiam nossa humanidade. Que nunca falte empatia em nossos passos e esperança em nossos corações.

CONTEÚDO

AGRADECIMENTOS

Agradecimentos especiais à equipe médica e de saúde em todo o mundo, cuja dedicação incansável e coragem inabalável estão na linha de frente desta batalha contra as doenças. Seu compromisso com o cuidado e a cura é uma fonte de esperança para todos nós.

Aos pesquisadores e cientistas que trabalham incansavelmente para entender melhor essas doenças e desenvolver tratamentos eficazes. Seu trabalho é fundamental para avançarmos na luta contra elas.

Aos pacientes e suas famílias, cuja resiliência e determinação são uma inspiração. Suas jornadas são uma lembrança poderosa da importância da compaixão, do apoio mútuo e da esperança mesmo nos momentos mais difíceis.

Por fim, um agradecimento especial aos leitores deste livro. Que vocês encontrem aqui não apenas informações valiosas, mas também conforto, orientação e, acima de tudo, esperança. Seu interesse e dedicação em aprender e compreender estas doenças são fundamentais para construirmos um mundo mais saudável e compassivo para todos. Obrigado.

1 COVID-19 E ÍNDICES SOCIOECONÔMICOS DE MATO GROSSO DO SUL: EXISTE UMA RELAÇÃO ENTRE ESSES DADOS?

COVID-19 AND SOCIOECONOMIC INDICES OF MATO GROSSO DO SUL: IS THERE A RELATIONSHIP BETWEEN THESE DATA?

Adriano Roberto Franquelino
Otavio Ananias Pereira da Silva Ribeiro
Rodrigo Lopes e Silva
Kassia Maria Cruz Souza
André Firmino Neves
Nina Ferreira Brandão

RESUMO

A pandemia de Covid-19 tem provocado impactos profundos na saúde pública e na economia em todo o mundo. Em Mato

Grosso do Sul, estado localizado na região Centro-Oeste do Brasil, não tem sido diferente. Este estudo busca analisar a relação entre variáveis socioeconômicas e a incidência de casos e mortes por Covid-19 nesse estado. Para alcançar esse objetivo, foram utilizados dados epidemiológicos de casos e mortes por Covid-19, juntamente com informações sobre Índice de Desenvolvimento Humano (IDH), Produto Interno Bruto (PIB) e Índice de Gini. A análise estatística foi conduzida para investigar as correlações entre essas variáveis e os resultados da pandemia. Os resultados mostraram uma correlação inversa entre o IDH e a incidência de Covid-19, indicando que municípios com um IDH mais alto tendem a ter taxas mais baixas de casos e mortes. Isso pode ser atribuído à melhor infraestrutura de saúde e à população mais educada e informada sobre medidas preventivas nessas áreas. Por outro lado, uma correlação positiva foi observada entre o PIB e a incidência de Covid-19, sugerindo que municípios com uma atividade econômica mais intensa podem enfrentar maiores desafios na contenção do vírus. O Índice de Gini também mostrou uma correlação significativa com a incidência de Covid-19, indicando que áreas com maior desigualdade de renda podem apresentar taxas mais altas de infecção e mortalidade. Esses achados destacam a importância de uma abordagem holística na resposta à pandemia, considerando não apenas os aspectos médicos, mas também os determinantes sociais e econômicos da saúde. As políticas de saúde pública devem visar reduzir as desigualdades socioeconômicas e garantir o acesso equitativo a serviços de saúde de qualidade, informações precisas e apoio social para todas as comunidades. Essas medidas são essenciais para mitigar os impactos da Covid-19 e construir sociedades mais resilientes e justas. Este estudo contribui para uma melhor compreensão dos fatores que influenciam a disseminação da Covid-19 em Mato Grosso do Sul e fornece insights valiosos para o desenvolvimento de políticas de saúde pública e medidas de intervenção eficazes na luta contra a pandemia.

Palavras-chave: Covid-19, Mato Grosso do Sul, Índice de Desenvolvimento Humano, Produto Interno Bruto, Índice de Gini, Saúde Pública.

ABSTRACT

The Covid-19 pandemic has caused profound impacts on public health and the economy worldwide. In Mato Grosso do Sul, a state located in the Midwest region of Brazil, it has been no different. This study aims to analyze the relationship between socioeconomic variables and the incidence of Covid-19 cases and deaths in this state. To achieve this goal, epidemiological data on Covid-19 cases and deaths were used, along with information on the Human Development Index (HDI), Gross Domestic Product (GDP), and Gini Index. Statistical analysis was conducted to investigate the correlations between these variables and the outcomes of the pandemic. The results showed an inverse correlation between the HDI and the incidence of Covid-19, indicating that municipalities with a higher HDI tend to have lower rates of cases and deaths. This may be attributed to better healthcare infrastructure and a more educated and informed population about preventive measures in these areas. On the other hand, a positive correlation was observed between GDP and the incidence of Covid-19, suggesting that municipalities with more intense economic activity may face greater challenges in containing the virus. The Gini Index also showed a significant correlation with the incidence of Covid-19, indicating that areas with higher income inequality may have higher rates of infection and mortality. These findings highlight the importance of a holistic approach in responding to the pandemic, considering not only the medical aspects but also the social and economic determinants of health. Public health policies should aim to reduce socioeconomic inequalities and ensure equitable access to quality healthcare, accurate information, and social support for all communities. These measures are essential to mitigate the impacts of Covid-19 and build more resilient and just societies. This study contributes to a better understanding of the factors influencing the spread of Covid-19 in Mato Grosso do Sul and provides valuable insights for the development of effective public health policies and intervention measures in the fight against the pandemic.

Keywords: Covid-19, Mato Grosso do Sul, Human Development Index, Gross Domestic Product, Gini Index, Public Health.

INTRODUÇÃO

A pandemia de Covid-19 tem sido um desafio sem precedentes para a saúde pública global, afetando não apenas a saúde física, mas também a economia, a educação e o bem-estar social das populações em todo o mundo (GOMES et al., 2024). Em Mato Grosso do Sul, estado brasileiro localizado na região Centro-Oeste, não foi diferente. Desde o surgimento do primeiro caso de Covid-19 no estado, em março de 2020, as autoridades de saúde e a população têm enfrentado uma batalha contínua contra a propagação do vírus e seus impactos devastadores.

Neste contexto, surge a necessidade de compreender as complexas interações entre as variáveis socioeconômicas e a incidência de casos e mortes por Covid-19 em Mato Grosso do Sul (PAIXÃO et al., 2024). O Índice de Desenvolvimento Humano (IDH), uma medida amplamente reconhecida que engloba indicadores de saúde, educação e renda, tem sido objeto de estudo para entender como o desenvolvimento humano pode influenciar a resposta à pandemia (CORRÊA, 2022). Estudos mostram que comunidades com um IDH mais alto tendem a apresentar uma infraestrutura de saúde mais robusta e uma população mais educada e informada sobre as medidas de prevenção, o que pode resultar em taxas mais baixas de casos e mortes por Covid-19 (MIRAHMADIZADEH et al., 2022; HEO et al.,

2022).

Além disso, o Produto Interno Bruto (PIB), uma medida econômica que reflete o valor total de bens e serviços produzidos em uma região, desempenha um papel significativo na resposta à pandemia (DERIU et al, 2022). Embora seja comum supor que áreas com um PIB mais alto tenham uma melhor capacidade de resposta à pandemia, os dados em Mato Grosso do Sul revelam uma correlação inesperada entre o PIB e a incidência de Covid-19. Isso sugere que a densidade populacional e a atividade econômica intensa podem facilitar a propagação do vírus, aumentando o risco de infecção e mortalidade.

Outra variável de interesse é o Índice de Gini, uma medida da desigualdade de renda dentro de uma determinada população (FOBRA et al., 2023). Nas comunidades com um Índice de Gini mais alto, as disparidades socioeconômicas podem se refletir em condições de vida precárias, acesso limitado a cuidados de saúde e maior exposição a condições de trabalho insalubres (CANGUSSU et al., 2024). Isso pode resultar em taxas mais altas de infecção e mortalidade por Covid-19 entre os grupos mais vulneráveis da população (SOUSA FILHO et al., 2022).

Diante desse cenário complexo, o objetivo deste trabalho é realizar uma análise detalhada das relações entre as variáveis socioeconômicas e a incidência de casos e mortes por Covid-19 em Mato Grosso do Sul. Por meio de uma abordagem multidisciplinar, buscamos contribuir para uma melhor compreensão dos determinantes sociais, econômicos e ambientais da pandemia, fornecendo *insights* valiosos para o desenvolvimento de políticas de saúde pública e medidas de intervenção eficazes na luta contra a Covid-19.

MATERIAL E MÉTODOS

Os dados utilizados neste estudo foram obtidos em sites governamentais considerando o recorte temporal compreendido entre 2020 a 2021, sendo elas: Índice de Desenvolvimento Humano (IDH) (ATLAS BRASIL, 2021), PIB (Produto Interno Bruto), índice de GINI (IBGE, 2021), casos e mortes pela Covid-19 por 100.000 habitantes (SES/MS, 2021).

Inicialmente foi realizada uma análise de mapa de calor e, posteriormente, foi confeccionada uma rede de correlações. Todas as análises estatísticas foram elaboradas e executadas no software R versão 4.0.3 (R CORE TEAM, 2018), utilizando os pacotes factoextra, gplots, pheatmap, d3heatmap.

RESULTADOS

Na análise de cluster associada ao mapa de calor foram observados a formação de sete grupos (Figura 1). O primeiro formado pela cidade de Campo Grande e Dourados, observou-se que todos os valores e variáveis utilizadas no trabalho foram inferiores. O segundo grupo é formado por Chapadão do Sul, os valores foram semelhantes ao primeiro grupo, entretanto, diferenciou-se por apresentar um índice de Gini alto. O terceiro grupo formado por Ponta Porã, Caarapó e Três Lagoas apresentou baixo valor do PIB, contudo os números de mortes pela Covid-19 e IDH mostraram valores intermediários.

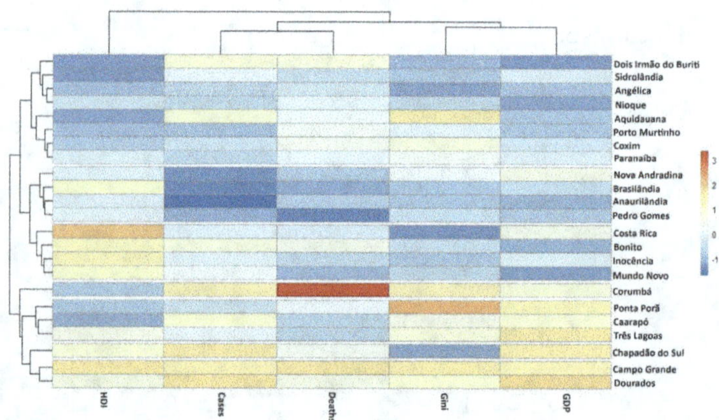

Figura 1. Mapas de calor entre os municípios do estado de Mato Grosso do Sul e as variáveis incidência de casos de Covid-19, mortes por Covid-19, Índice de Desenvolvimento Humano Municipal, Índice de Gini e Produto Interno Bruto, entre o período de 2020 e 2021.

Figure 1. Heat maps between the municipalities of the state of Mato Grosso do Sul and the variables incidence of Covid-19 cases, deaths from Covid-19, Municipal Human Development Index, Gini Index, and Gross Domestic Product, between the period of 2020 and 2021.

O quarto grupo formado pela cidade de Corumbá teve um destaque, pois mostrou-se elevado em relação ao número de mortes por Covid-19 (Figura 1). O quinto grupo das cidades de Mundo Novo, Inocência, Bonito e Costa Rica apresentou valores intermediários do PIB, GINI, número de mortes por Covid-19 como também valores menos elevados de número de casos por Covid-19 e baixos valores de IDH. Já as cidades de Pedro Gomes, Anaurilânda, Brasilândia e Nova Andradina, que compõem o sexto grupo, mostraram um baixo valor de casos por Covid-19. E por último o sétimo grupo, composto pelos municípios de Paranaíba, Coxim, Porto Murtinho, Aquidauana, Nioaque, Angélica, Sidrolândia e Dois Irmãos do Buriti apresentou valores altos de IDH, PIB, Índice de Gini, e valores inferiores de mortes e casos de Covid-19.

A rede de correlações entre as variáveis revelou algumas características interessantes entre os dados (Figura 2). As redes de correlações obtidas pelas variáveis: IDH, PIB, GINI, Mortes de Covid-19 e Casos de Covid-19, demonstram que os traços em cor verde representam as correlações positivas, já as negativas com a cor rosa, ou seja, quanto maior a espessura dos traços (verde ou rosa), as correlações são mais intensas.

Observa-se uma correlação negativa entre o IDH e Índice de Gini, pois, à medida que o IDH aumenta, o Índice de Gini diminui, sendo que em tese se o IDH é alto as desigualdades sociais diminuíram, porém, o mesmo não foi identificado com os dados de número de mortes e casos por Covid-19 (Figura 2). Contudo, se o Índice de Gini aumentou, significa que as desigualdades sociais serão elevadas nestas cidades, como também aumentando os números de casos e mortes por Covid-19.

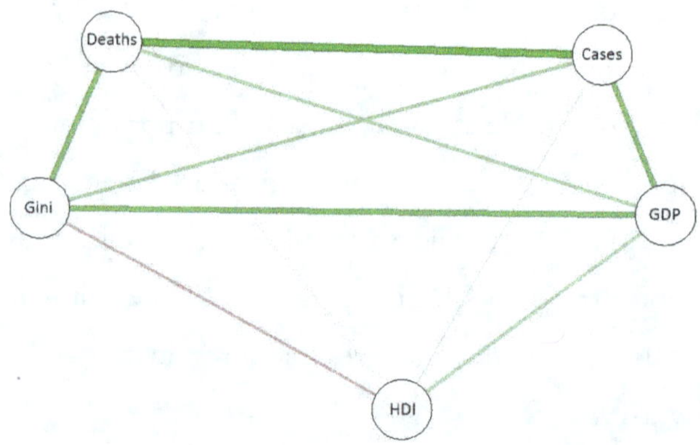

Figura 2. Rede de correlações das variáveis incidência de casos de Covid-19, mortes por Covid-19, Índice de Desenvolvimento Humano Municipal, Índice de Gini e Produto Interno Bruto, entre o período de 2020 e 2021.

Figure 2. Correlation network of the variables incidence of Covid-19 cases, deaths from Covid-19, Municipal Human Development Index, Gini Index, and Gross Domestic

Product, between the period of 2020 and 2021.

Já no caso do PIB que deveria ser negativo, pois, ao passo que o Produto Interno Bruto é elevado, compreende-se que deveria ter mais investimento na saúde pública (Figura 2). Sendo assim, não é o que demonstram os dados, no caso do PIB elevado, está relacionado com o aumento do número de casos e mortes por Covid-19.

DISCUSSÃO

A análise dos dados revelou várias relações interessantes entre as variáveis socioeconômicas e a incidência de casos e mortes por Covid-19 em Mato Grosso do Sul. Os números de casos e mortes por Covid-19 variaram ao longo do tempo, refletindo diferentes fases da pandemia, medidas de intervenção adotadas pelo governo e outros fatores contextuais (FERNANDEZ et al., 2023; REHFUESS et al., 2023). Até o momento da análise, observamos uma tendência de aumento dos casos e mortes em determinados períodos, seguida por períodos de estabilização ou declínio, dependendo da eficácia das medidas implementadas.

O Índice de Desenvolvimento Humano (IDH) é uma medida amplamente reconhecida que engloba não apenas indicadores de saúde, mas também educação e renda, refletindo uma visão holística do desenvolvimento humano. Em Mato Grosso do Sul, observou-se que os municípios com um IDH mais alto tendem a apresentar uma infraestrutura de saúde mais robusta, com maior disponibilidade de leitos hospitalares, profissionais de saúde qualificados e acesso a equipamentos médicos e insumos necessários para o tratamento da Covid-19.

Além disso, comunidades com um IDH mais elevado geralmente possuem uma população mais educada e informada, o que pode contribuir para uma maior adesão às medidas de prevenção, como distanciamento social, uso de máscaras e higiene das mãos (LEE et al., 2022). Essa conscientização e capacidade de resposta podem resultar em uma menor disseminação do vírus e, consequentemente, em taxas mais baixas de casos e mortes por Covid-19 (ABBAS; ELTAYEB; 2022).

Por outro lado, municípios com um IDH mais baixo enfrentam desafios significativos na resposta à pandemia (CORRÊA, 2022). A falta de recursos financeiros e infraestrutura de saúde precária pode limitar a capacidade de teste, rastreamento de contatos e tratamento adequado dos pacientes infectados. Além disso, a educação limitada e a falta de acesso à informação podem levar a uma subnotificação de casos e à disseminação de informações errôneas sobre a doença, dificultando ainda mais os esforços de contenção (LEE et al., 2022).

O Produto Interno Bruto (PIB) é uma medida econômica que reflete o valor total de todos os bens e serviços produzidos em uma região durante um determinado período. Embora seja comum supor que municípios com um PIB mais alto tenham uma melhor capacidade de resposta à pandemia, os dados em Mato Grosso do Sul revelam uma correlação inesperada entre o PIB e a incidência de Covid-19. Uma possível explicação para essa relação paradoxal é a densidade populacional e a mobilidade das pessoas em áreas urbanas com um PIB mais alto. Municípios com atividade econômica intensa, como centros urbanos e áreas industriais, podem atrair uma grande quantidade de pessoas, aumentando o risco de transmissão do vírus. Além disso, trabalhadores de setores essenciais, como saúde, transporte e comércio, podem estar mais expostos ao vírus, contribuindo para taxas mais altas de infecção.

Outro aspecto a considerar é a distribuição desigual de recursos e acesso aos serviços de saúde dentro de municípios com um PIB elevado. Enquanto áreas urbanas privilegiadas podem contar com hospitais bem equipados e serviços de saúde de qualidade, bairros periféricos e comunidades carentes podem enfrentar carências críticas, exacerbando as disparidades socioeconômicas na resposta à pandemia (PADHYE et al., 2023).

O Índice de Gini é uma medida da desigualdade de renda dentro de uma determinada população, variando de 0 (igualdade absoluta) a 1 (desigualdade absoluta). Em Mato Grosso do Sul, constatou-se uma correlação preocupante entre o Índice de Gini e a incidência de Covid-19, sugerindo que a desigualdade socioeconômica pode ser um fator de risco significativo na propagação da doença.

Nas comunidades com um Índice de Gini mais alto, as disparidades socioeconômicas podem se refletir em condições de vida precárias, acesso limitado a cuidados de saúde e maior exposição a condições de trabalho insalubres (MEZZINA et al., 2022). Trabalhadores informais, sem acesso a proteção social adequada, podem ser forçados a continuar trabalhando mesmo durante a pandemia, aumentando o risco de infecção e disseminação do vírus (WILKINSON et al., 2020).

Além disso, a desigualdade de renda pode influenciar os padrões de moradia, com famílias de baixa renda vivendo em condições de superlotação e falta de saneamento básico, que favorecem a propagação da Covid-19 (SIMON et al., 2021; GWENZI, 2021). A falta de acesso a informações confiáveis e serviços de saúde de qualidade também pode contribuir para uma resposta inadequada à pandemia nessas comunidades, resultando em taxas mais altas de infecção e mortalidade.

A análise detalhada das relações entre as variáveis socioeconômicas e a incidência de casos e mortes por Covid-19 em Mato Grosso do Sul destaca a importância de uma abordagem holística e baseada em evidências na resposta à pandemia. As políticas de saúde pública devem levar em consideração não apenas os aspectos médicos da doença, mas também suas determinantes sociais, econômicas e ambientais.

É fundamental garantir o acesso equitativo a serviços de saúde de qualidade, informações precisas e apoio social para todas as comunidades, independentemente de seu status socioeconômico. Além disso, políticas que abordem as causas subjacentes da desigualdade, como pobreza, falta de moradia adequada e acesso limitado à educação e oportunidades de emprego, são essenciais para mitigar os impactos da pandemia e construir sociedades mais resilientes e justas.

REFERÊNCIAS

ABBAS, Wijdan; ELTAYEB, Shahla. Psychosocial indicators of individual behavior during COVID 19: Delphi approach. **Humanities and Social Sciences Communications**, v. 9, n. 1, p. 1-9, 2022.

CANGUSSÚ, Luana Resende et al. Effects of primary health care and socioeconomic aspects on the dispersion of COVID-19 in the Brazilian Northeast: Ecological study of the first pandemic wave. **Plos one**, v. 19, n. 3, p. e0296837, 2024.

CARLOS, Ana Fani Alessandri (Org.). **COVID-19 e a crise urbana**. São Paulo: FFLCH/USP, 2020.

CORRÊA, Fabiano da Cruz Nascimento. **Fome, pobreza e desigualdade econômica: considerações sobre o caso brasileiro**. Trabalho de Conclusão de Curso (Bacharelado em Ciências Econômicas)-Instituto de Economia, Universidade Federal do Rio de Janeiro, Rio de Janeiro, 2022.

DERIU, S. et al. The economic impact of Covid-19 pandemic in Sardinia. Research in Transportation Economics, v. 93, p. 101090, 2022.

FERNANDEZ, Daniel et al. Government interventions and control policies to contain the first COVID-19 outbreak: An analysis of evidence. Scandinavian journal of public health, v. 51, n. 5, p. 682-691, 2023.

FOBRA, Diana da Otília Manuel et al. Desigualdade e Pobreza em Foco: Uma Análise Abrangente da Realidade Socioeconómica na Província de Sofala, Moçambique. REVES-Revista Relações Sociais, v. 6, n. 4, p. 17814-17814, 2023.

GOMES, Luara Bela Rocha et al. Efeitos da pandemia de COVID-19 na saúde mental da população: uma revisão integrativa. Brazilian Journal of Health Review, v. 7, n. 2, p. e68650-e68650, 2024.

GWENZI, Willis. Leaving no stone unturned in light of the COVID-19 faecal-oral hypothesis? A water, sanitation and hygiene (WASH) perspective targeting low-income countries. Science of the Total Environment, v. 753, p. 141751, 2021.

HEO, Min-Hee et al. Association between the human development index and confirmed COVID-19 cases by country. In: Healthcare. MDPI, 2022. p. 1417.

LEE, Sun Youn et al. The school education, ritual customs, and reciprocity associated with self-regulating hand hygiene practices during COVID-19 in Japan. BMC Public Health, v. 22, n. 1, p. 1663, 2022.

MEZZINA, Roberto et al. Social vulnerability and mental health inequalities in the "Syndemic": Call for action. Frontiers in psychiatry, v. 13, p. 894370, 2022.

MIRAHMADIZADEH, Alireza et al. Correlation between human development index and its components with COVID-19 indices: a global level ecologic study. BMC Public Health, v. 22, n. 1, p. 1549, 2022.

PADHYE, R. et al. Accessing Maternal Health Care in the Midst of the COVID-19 Pandemic: A Study in Two Districts of Assam, India. Front. Glob. Inequalities in COVID-1 9 healthcare and research affecting women, v. 3, p. 81995371, 2023.

PAIXÃO, Matheus et al. As Implicações espaciais da pandemia de covid-19 na Amazônia Legal: O uso da modelização gráfica como recurso da compreensão do espaço. Estrabão, v. 5, p. 243-254, 2024.

REHFUESS, Eva A. et al. Public health and social measures during health emergencies such as the COVID‑19 pandemic: An initial framework to conceptualize and classify measures. Influenza and other respiratory viruses, v. 17, n. 3, p. e13110, 2023.

RODRIGUES, Juliana Nunes; AZEVEDO, Daniel Abreu de. Pandemia do Coronavírus e (des) coordenação federativa: evidências de um conflito político-territorial. Espaço e Economia. Revista brasileira de geografia econômica, n. 18, 2020.

SIMON, David et al. Cities coping with COVID-19: Comparative perspectives. City, v. 25, n. 1-2, p. 129-170, 2021.

SOUSA FILHO, J. Firmino de et al. Association of urban inequality and income segregation with COVID-19 mortality in Brazil. Plos one, v. 17, n. 11, p. e0277441, 2022.

WILKINSON, Annie et al. Local response in health emergencies: key considerations for addressing the COVID-19 pandemic in informal urban settlements. Environment and urbanization, p. 095624782092284, 2020.

2 EXPLORANDO AS COMPLEXIDADES DA ESQUISTOSSOMOSE: UMA ANÁLISE DOS FATORES SOCIOECONÔMICOS, AMBIENTAIS E DE SAÚDE PÚBLICA

EXPLORING THE COMPLEXITIES OF SCHISTOSOMIASIS: A ANALYSIS OF SOCIOECONOMIC, ENVIRONMENTAL, AND PUBLIC HEALTH FACTORS

Kassia Maria Cruz Souza
Otavio Ananias Pereira da Silva
Rodrigo Lopes e Silva
Adriano Roberto Franquelino
Emanuele Dias de Souza
Rafaela de Souza Mendonça

RESUMO

A esquistossomose é uma doença parasitária crônica de

grande impacto na saúde pública, especialmente em regiões tropicais e subtropicais. Este estudo visa analisar a relação entre a esquistossomose e fatores socioeconômicos, ambientais e de saúde pública, a fim de fornecer insights para políticas de controle da doença. Utilizando dados de 20 estados brasileiros, realizou-se uma análise de agrupamento para identificar padrões de distribuição da esquistossomose e sua associação com variáveis socioeconômicas. Em seguida, foi conduzida uma análise de regressão linear múltipla para investigar a influência de fatores como renda, acesso a serviços de saúde, desenvolvimento humano e desmatamento sobre a prevalência da doença. Os resultados revelaram a formação de quatro grupos distintos de estados com padrões semelhantes de distribuição da esquistossomose, destacando a heterogeneidade da doença em diferentes contextos socioeconômicos e ambientais. Além disso, identificamos variáveis significativas, como renda média dos trabalhadores, quantidade de estabelecimentos de saúde, Índice de Desenvolvimento Humano e desmatamento, que influenciam a prevalência da esquistossomose. Este estudo demonstrou que fatores socioeconômicos e ambientais desempenham papéis importantes na transmissão e na prevalência da esquistossomose, destacando a necessidade de abordagens integradas para o controle da doença. Políticas de saúde pública devem considerar não apenas a distribuição geográfica do parasita, mas também as condições socioeconômicas e ambientais que influenciam sua propagação. Este estudo destacou a complexidade dos fatores que contribuem para a ocorrência da esquistossomose e a importância de estratégias de controle que abordem não apenas aspectos médicos, mas também socioeconômicos e ambientais. Somente através de uma abordagem holística e colaborativa podemos esperar reduzir efetivamente a carga dessa doença e melhorar a saúde das populações afetadas.

Palavras-chave: Análise de Regressão; Determinantes Sociais de Saúde; Esquistossomose; Políticas de Saúde; Saúde Coletiva; Zoonoses

ABSTRACT

Schistosomiasis is a chronic parasitic disease with a significant impact on public health, especially in tropical and subtropical regions. This study aims to analyze the relationship between schistosomiasis and socioeconomic, environmental, and public health factors to provide insights for disease control policies. Using data from 20 Brazilian states, a clustering analysis was conducted to identify patterns of schistosomiasis distribution and its association with socioeconomic variables. Subsequently, a multiple linear regression analysis was performed to investigate the influence of factors such as income, access to health services, human development index, and deforestation on disease prevalence. The results revealed the formation of four distinct groups of states with similar patterns of schistosomiasis distribution, highlighting the disease's heterogeneity in different socioeconomic and environmental contexts. Additionally, significant variables such as average worker income, quantity of health establishments, Human Development Index, and deforestation were identified to influence schistosomiasis prevalence. This study demonstrated that socioeconomic and environmental factors play important roles in the transmission and prevalence of schistosomiasis, emphasizing the need for integrated approaches to disease control. Public health policies should consider not only the geographical distribution of the parasite but also the socioeconomic and environmental conditions that influence its spread. This study underscored the complexity of factors contributing to schistosomiasis occurrence and the importance of control strategies addressing not only medical but also socioeconomic and environmental aspects. Only through a holistic and collaborative approach can we expect to effectively reduce the burden of this disease and improve the health of affected populations.

Keywords: Regression Analysis; Social Determinants of

Caminhos para a Saúde: Investigando as Complexidades das Doenças na Sociedade

Health; Schistosomiasis; Health Policies; Public Health; Zoonoses

INTRODUÇÃO

A esquistossomose, uma doença parasitária crônica causada pelo trematódeo Schistosoma mansoni, continua a representar um desafio significativo para a saúde pública em muitas partes do mundo, especialmente em regiões tropicais e subtropicais com acesso limitado aos serviços de saúde e infraestrutura precária de saneamento básico. Esta enfermidade, também conhecida como "barriga d'água" devido à ascite e à esplenomegalia que pode causar em estágios avançados da doença, é transmitida através da água contaminada com larvas liberadas por caramujos infectados.

A relação entre a esquistossomose e os fatores socioeconômicos é profunda e multifacetada. Populações de baixa renda, frequentemente vivendo em condições de pobreza extrema, são as mais afetadas pela doença. A falta de acesso à água potável e saneamento adequado, comuns em áreas empobrecidas, contribui para a propagação do parasita, enquanto a educação limitada sobre higiene e saúde pode levar a comportamentos de risco aumentados. Além disso, o trabalho em atividades que envolvem contato direto com água contaminada, como a agricultura e a pesca, aumenta o risco de infecção.

Os fatores ambientais desempenham um papel crucial na transmissão da esquistossomose. A presença de caramujos hospedeiros em corpos d'água estagnados, combinada com a falta de saneamento básico e o despejo inadequado de resíduos humanos, cria condições ideais para a reprodução e propagação do parasita. Mudanças climáticas e desastres naturais podem agravar ainda mais essa situação, alterando os padrões de chuva e inundação e aumentando a exposição humana à água contaminada.

Além disso, os fatores de saúde pública desempenham um papel crucial na prevenção e controle da esquistossomose. Programas de tratamento em massa com medicamentos antiparasitários, como o praziquantel, são fundamentais para reduzir a carga da doença em comunidades afetadas. No entanto, o acesso a esses tratamentos muitas vezes é limitado em áreas remotas e de difícil acesso. A promoção da saúde e educação comunitária também desempenha um papel importante na prevenção da infecção, incentivando práticas de higiene adequadas e a eliminação de criadouros de caramujos.

Para enfrentar eficazmente a esquistossomose, é essencial adotar uma abordagem holística que leve em consideração os fatores socioeconômicos, ambientais e de saúde pública que influenciam a transmissão e a prevalência da doença. Isso requer não apenas intervenções médicas, mas também medidas para melhorar as condições de vida das populações afetadas, como o acesso à água potável, saneamento adequado, educação em saúde e oportunidades econômicas.

A luta contra a esquistossomose é uma batalha complexa e multifacetada que exige um compromisso conjunto de governos, organizações não governamentais, profissionais de saúde e comunidades locais. Somente através de uma abordagem abrangente e colaborativa podemos esperar reduzir efetivamente a carga dessa doença debilitante e melhorar a saúde e o bem-estar das populações afetadas. Este estudo visa analisar a relação entre a esquistossomose e fatores socioeconômicos, ambientais e de saúde pública, a fim de fornecer insights para políticas de controle da doença.

METODOLOGIA

Os dados foram obtidos da base de dados pública da Organização Mundial da Saúde (OMS) (https://platform.who.int/data/maternal-newborn-child-adolescent-ageing/indicator-explorer-new). Para este estudo foram utilizados dados de 20 estados brasileiros entre o período de 2005 e 2019.

Inicialmente foi realizada uma análise de agrupamentos usando uma distância euclidiana média. Esta análise foi realizada com o intuito de demonstrar as diferenças entre os estados. Em seguida, foi realizada uma análise de regressão linear múltipla, na qual foi utilizado o modelo com k variáveis independentes:

$$Y_j = \beta_0 + \sum_{i=1}^{k} \beta_i X_i + \varepsilon_i,$$ onde Yj é o valor da Prevalence of anaemia in children aged 6-59 months (%); $\beta 0$ é o coeficiente linear; βi é o coeficiente de regressão das variáveis independentes Xi; Xij são a variável independente Xi na observação j; e ε é o erro associado à variável Y na observação j. Neste modelo, a variável Y é a função linear das variáveis independentes; os valores das variáveis independentes são fixos; e os erros têm média zero, são homocedásticos, independentes e com distribuição normal (HOFFMANN; VIEIRA, 1998).

Os parâmetros do modelo de equações de regressão linear múltipla foram estimados passo a passo com teste para a variável output (stepwise backward), sendo a incidência de esquistossomose a variável dependente e as demais as independentes, conforme realizado por Cargnelutti Filho et al. (2006). As correlações de Pearson entre incidência de esquistossomose (ESQUIS), renda média dos trabalhadores (RMD), quantidade média de estabelecimentos de saúde (QMMES), Índice de Desenvolvimento Humano Municipal (IDHM), desmatamento (DESM) e densidade demográfica (DENSDEMO) foram estimadas e representadas por correlação e gráfico de dispersão. As análises foram realizadas utilizando o software R (R CORE TEAM, 2013) utilizando o pacote Ggally e ggplot2.

RESULTADOS

Na análise de agrupamento foi verificado a formação de quatro grupos (Figura 1). O primeiro grupo, formado pelos estados de São Paulo (SP), Distrito Federal (DF) e Rio de Janeiro (RJ). O segundo grupo, composto pelos estados de Mato Grosso (MT), Pará (PA), Bahia (BA) e Maranhão (MA). Já o terceiro grupo, formado por sete estados, sendo eles Alagoas (AL), Paraíba (PB), Sergipe (SE), Rondônia (RO), Ceará (CE), Pernambuco (PE) e Rio Grande do Norte (RN). O quarto grupo, composto por seis estados, Minas Gerais (MG), Goiás (GO), Mato Grosso do Sul (MS), Espírito Santo (ES), Paraná (PR) e Santa Catarina (SC). Este tipo de análise foi importante para agrupar os estados por suas similaridades, frente às variáveis utilizadas neste estudo, possibilitando um melhor entendimento de suas relações.

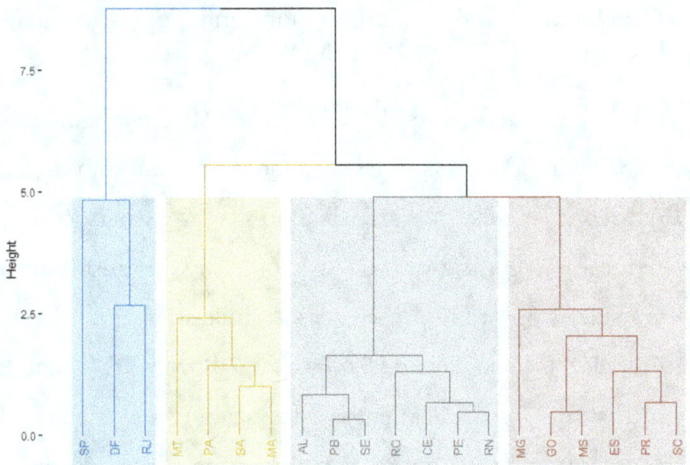

Figura 1. Análise de agrupamento entre os estados brasileiros: São Paulo (SP), Distrito Federal (DF), Rio de Janeiro (RJ), Mato Grosso (MT), Pará (PA), Bahia (BA), Maranhão (MA), Alagoas (AL), Paraíba (PB), Sergipe (SE), Rondônia (RO), Ceará (CE), Pernambuco (PE), Rio Grande do Norte (RN), Minas Gerais (MG), Goiás (GO), Mato Grosso do Sul (MS), Espírito Santo (ES), Paraná (PR) e Santa Catarina (SC). Para as variáveis incidência de esquistossomose, renda média dos trabalhadores, quantidade média de estabelecimentos de saúde, Índice de Desenvolvimento Humano Municipal, desmatamento e densidade demográfica, entre o período de 2005 e 2019.

Figure 1. Cluster analysis among Brazilian states: São Paulo (SP), Distrito Federal (DF), Rio de Janeiro (RJ), Mato Grosso (MT), Pará (PA), Bahia (BA), Maranhão (MA), Alagoas (AL), Paraíba (PB), Sergipe (SE), Rondônia (RO), Ceará (CE), Pernambuco (PE), Rio Grande do Norte (RN), Minas Gerais (MG), Goiás (GO), Mato Grosso do Sul (MS), Espírito Santo (ES), Paraná (PR), and Santa Catarina (SC). For the variables schistosomiasis incidence, average worker income, average number of health establishments, Municipal Human

Development Index, deforestation, and population density, between the period of 2005 and 2019.

O coeficiente β1 (-1,17) para RMD (renda média dos trabalhadores) foi significativo, indicando que um aumento na renda média dos trabalhadores está associado a uma redução significativa de casos de esquistossomose, considerando todos os estados utilizados neste estudo (Tabela 1). O coeficiente β2 (0,07) para QMMES (quantidade média de estabelecimentos de saúde) foi significativo, sugerindo que um aumento na quantidade de estabelecimentos de saúde está associado a um aumento significativo de casos de esquistossomose. O coeficiente β3 (4864) para IDHM (Índice de Desenvolvimento Humano) foi significativo, indicando que o IDHM tem um impacto significativo na ocorrência de casos de esquistossomose.

Tabela 1. Regressão linear múltipla para as variáveis RMD (renda média dos trabalhadores), QMMES (quantidade média de estabelecimentos de SAÚDE), IDHM (índice de desenvolvimento humano), DESM (desmatamento, em km²) e DENSDEMO (densidade demográfica).

Table 1. Multiple linear regression for the variables RMD (average worker income), QMMES (average number of health establishments), IDHM (Human Development Index), DESM (deforestation, in km²), and DENSDEMO (population density).

Grupos	Constante (β_0)	RMD (β_1)	QMMES (β_2)	IDHM (β_3)	DESM (β_4)	DENSDEMO (β_5)	R^2 (%)
GERAL	-2607*	-1,17***	0,07***	4864*	0,24***	1,96**	29,98
G1	1995,02	-0,08	-0,15***	3150,38	-0,38**	-28,33**	78,82
G2	-721,52	-0,46***	0,07***	578,58	0,14*	1,48***	83,9
G3	784,60***	0,09	0,002**	-1048***	0,01	-1,18**	35
G4	6462*	-1,52*	0,01*	-6302*	1,78***	0,56	58,18

Ainda considerando todos os estados o coeficiente β_4 (0,24) para DESM (desmatamento) foi significativo, indicando que o desmatamento está associado a um aumento significativo de casos de esquistossomose (Tabela 1). O coeficiente β_5 (1,96) para DENSDEMO (densidade demográfica) foi significativo, sugerindo que a densidade demográfica tem um impacto significativo na ocorrência de casos de esquistossomose.

Essa interpretação indica que, considerando os dados de todos os estados, a renda média dos trabalhadores, a quantidade de estabelecimentos de saúde, o Índice de Desenvolvimento Humano, o desmatamento e a densidade demográfica são variáveis significativas que influenciam os casos de esquistossomose. Isso ressalta a complexidade dos fatores que contribuem para a ocorrência da doença e a importância de abordagens integradas para seu controle em nível populacional.

Para o Grupo 1, apenas as variáveis QMMES (quantidade média de estabelecimentos de saúde), DESM (desmatamento) e DENSDEMO (densidade demográfica) foram significativas (Tabela 1). Esses resultados indicam que, no Grupo 1, a quantidade de estabelecimentos de saúde, o desmatamento e a densidade demográfica são variáveis significativas que influenciam os casos de esquistossomose, enquanto a renda média dos trabalhadores e o Índice de Desenvolvimento Humano não apresentam significância estatística. Isso ressalta a importância de políticas de saúde pública e ambientais para o controle da esquistossomose nesse grupo específico.

Já quando consideramos o segundo grupo apenas as variáveis RMD (renda média dos trabalhadores), QMMES (quantidade média de estabelecimentos de saúde) e DENSDEMO (densidade demográfica) foram significativas (Tabela 1). Isso sugere que, no Grupo 2, a renda média dos trabalhadores, a quantidade de estabelecimentos de saúde, o desmatamento e a densidade demográfica são variáveis significativas que influenciam os casos de esquistossomose. Isso ressalta a complexidade dos fatores que contribuem para a ocorrência da doença e a importância de abordagens integradas para seu controle.

A constante ($\beta0$) para o Grupo 3 foi significativa, 784,60, indicando o valor esperado de casos de esquistossomose quando todas as variáveis independentes são zero para esse grupo (Tabela 1). Além disso, foram observadas significâncias para QMMES (quantidade média de estabelecimentos de saúde), IDHM (Índice de Desenvolvimento Humano) e DENSDEMO (densidade demográfica). O que sugere que, no Grupo 3, a quantidade de estabelecimentos de saúde, o Índice de Desenvolvimento Humano e a densidade demográfica são variáveis significativas que influenciam os casos de esquistossomose. Isso destaca a importância de considerar não apenas fatores socioeconômicos, mas também o desenvolvimento humano e a densidade populacional ao planejar estratégias de controle da doença nesse grupo específico.

A constante ($\beta 0$) para o Grupo 4 foi de 6462, significativa, indicando o valor esperado de casos de esquistossomose quando todas as variáveis independentes são zero para esse grupo (Tabela 1). Também foram significativas a RMD (renda média dos trabalhadores), a QMMES (quantidade média de estabelecimentos de saúde), o IDHM (Índice de Desenvolvimento Humano) e o DESM (desmatamento). Ou seja, a renda média dos trabalhadores, o Índice de Desenvolvimento Humano e o desmatamento são variáveis significativas que influenciam os casos de esquistossomose. Isso ressalta a importância de considerar não apenas fatores socioeconômicos, mas também questões ambientais e de desenvolvimento humano ao planejar estratégias de controle da doença nesse grupo específico. Após o agrupamento dos dados entre os estados, foi realizada uma análise de correlação de Pearson entre as variáveis.

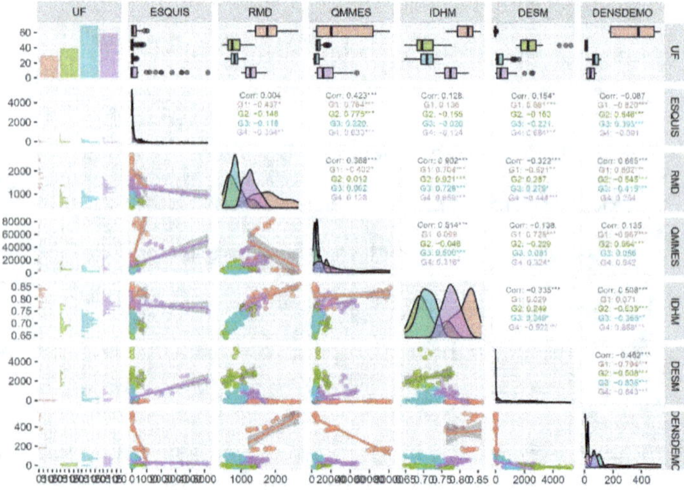

Figura 2. Correlações de Pearson entre incidência de esquistossomose (ESQUIS), renda média dos trabalhadores (RMD), quantidade média de estabelecimentos de saúde (QMMES), Índice de Desenvolvimento Humano Municipal (IDHM), desmatamento (DESM) e densidade demográfica (DENSDEMO).

Figure 2. Pearson correlations between schistosomiasis incidence (ESQUIS), average worker income (RMD), average number of health establishments (QMMES), Municipal Human Development Index (IDHM), deforestation (DESM), and population density (DENSDEMO).

DISCUSSÃO

Estudos epidemiológicos e imunológicos têm demonstrado que a esquistossomose, uma doença parasitária crônica, desencadeia respostas imunológicas complexas no hospedeiro (RESENDE et al., 2021). A análise dos dados revelou insights importantes sobre a interação de diversos fatores socioeconômicos, ambientais e de saúde pública, tais como renda, acesso a serviços de saúde, desenvolvimento humano, desmatamento e densidade populacional, influenciando não apenas a prevalência da doença, mas também a resposta imunológica do indivíduo infectado.

A associação entre a renda média dos trabalhadores e uma redução significativa nos casos de esquistossomose tem sido bem documentada na literatura, sugerindo que a melhoria das condições de vida e o acesso à saúde podem levar a uma redução na transmissão do parasita e não a incidência, e desempenha um papel crucial na modulação da resposta imune do hospedeiro frente à infecção por Schistosoma mansoni. (STEINMANN et al., 2006). Além disso, a presença de estabelecimentos de saúde e um IDH (Índice de Desenvolvimento Humano) surgiram como fatores-chave na capacidade do nosso sistema imunológico de combater a infecção parasitária.

Quando temos uma infraestrutura de saúde bem estabelecida e um IDH elevado, isso geralmente significa melhores condições de higiene, acesso a água potável e saneamento básico. Esses aspectos, por sua vez, exercem uma influência positiva sobre como nosso corpo responde à infecção, fortalecendo nossas defesas naturais contra os parasitas (GRYSEELS et al., 2006).

Também enfatizamos a importância de estratégias diferenciadas para o controle da esquistossomose em diferentes contextos socioeconômicos e ambientais. Por exemplo, no Grupo 1, observamos uma associação significativa entre a quantidade de estabelecimentos de saúde e o desmatamento com a prevalência da esquistossomose. A renda média dos trabalhadores e o IDH não apresentaram associação estatisticamente significativa com a doença nesse grupo.

Esses resultados sugerem que, em regiões mais desenvolvidas economicamente, outros fatores podem influenciar mais diretamente a incidência da esquistossomose, como a disponibilidade de serviços de saúde e o impacto ambiental do desmatamento. Estudos imunológicos ao longo dos anos vem demonstrado que a exposição crônica ao parasita Schistosoma mansoni induz respostas imunológicas complexas no hospedeiro, caracterizadas por uma mistura de respostas Th1 e Th2. A resposta Th1 está associada à produção de citocinas como IFN-γ, que promove a destruição do parasita, enquanto a resposta Th2 está relacionada à produção de citocinas como IL-4 e IL-5, que induzem a formação de granulomas hepáticos. (FERNANDES, 2021; MELO, 2014; ALVES, 2011). A dinâmica dessas respostas imunológicas pode ser influenciada por fatores ambientais e de saúde pública, como a disponibilidade de serviços de saúde para diagnóstico e tratamento adequados.

O Grupo 2, apresentou uma associação significativa entre a renda média dos trabalhadores e a redução da prevalência da esquistossomose. Por outro lado, o aumento na quantidade de estabelecimentos de saúde e o desmatamento estiveram associados a um aumento na incidência da doença. Esse padrão sugere que, em regiões com menor desenvolvimento socioeconômico, melhorias nas condições de vida podem contribuir para a redução da esquistossomose, enquanto questões ambientais e de acesso à saúde ainda representam desafios significativos.

A resposta imunológica à infecção por Schistosoma mansoni também pode ser modulada por fatores socioeconômicos. Por exemplo, estudos como os de Hotez (2021), Hotez & Kamath (2009) e Santos et al. (2021) demonstram que a nutrição inadequada e a falta de acesso a cuidados de saúde podem comprometer a resposta imunológica do hospedeiro, tornando-o mais suscetível à infecção por parasitas. Portanto, a melhoria das condições socioeconômicas pode não apenas reduzir a incidência da esquistossomose, mas também modular a resposta imunológica do hospedeiro à infecção.

No Grupo 3, vemos uma associação significativa entre a quantidade de estabelecimentos de saúde e o IDH com a prevalência da esquistossomose. Além disso, descobrimos que a densidade demográfica desempenha um papel crucial na propagação da esquistossomose nesse grupo específico. Isso sugere que, em áreas com um nível intermediário de desenvolvimento socioeconômico e uma alta concentração de pessoas, tanto a disponibilidade de serviços de saúde quanto o IDH desempenham um papel crucial no controle da doença. A densidade populacional pode influenciar a propagação da esquistossomose ao afetar a exposição ao parasita. Também condições como superlotação e falta de saneamento básico podem aumentar o risco de transmissão da doença. Do ponto de vista imunológico, a alta densidade populacional pode levar a uma exposição maior ao parasita, o que resulta em uma resposta imunológica mais intensa. (VILA, 2019). No entanto, essa resposta do sistema imunológico pode não ser suficiente para controlar a infecção em áreas onde o acesso a cuidados de saúde adequados é limitado.

Por fim, o Grupo 4, revelou uma associação significativa entre a renda média dos trabalhadores, IDH e o desmatamento com a prevalência da esquistossomose, já a densidade demográfica não apresentou. Esses resultados sugerem que, em regiões com maior desenvolvimento socioeconômico e menor densidade populacional, questões relacionadas à renda, desenvolvimento humano e impactos ambientais podem desempenhar papéis mais proeminentes na dinâmica da esquistossomose (COLLEY et al., 2014). A relação entre o desmatamento e a esquistossomose pode estar relacionada à modificação do habitat do hospedeiro intermediário do parasita.

O aumento do desmatamento causa uma variação maior no nível dos corpos hídricos, tendendo a diminuir as superfícies aquáticas, o que leva a uma perda de biodiversidade de caramujos e ao favorecimento de espécies hospedeiras do parasita Schistosoma mansoni, aumentando assim o risco de transmissão da doença (SACCARO JUNIOR et al., 2015; CUNHA et al., 2013). Além disso, a degradação ambiental associada ao desmatamento pode comprometer a qualidade da água, tornando-a mais propícia para a sobrevivência e disseminação do parasita. Em termos imunológicos, a exposição a ambientes degradados pode comprometer a saúde do hospedeiro, tornando-o mais suscetível à infecção por parasitas (VILA, 2019).

Dessa forma, as principais conclusões deste estudo, no que tange à esquistossomose demonstram, portanto, o quão complexo é compreender e controlar esta doença parasitária. Ao analisar a distribuição regional da esquistossomose e seus fatores socioeconômicos e ambientais, podemos ver que esses fatores interagem de diferentes maneiras para influenciar a prevalência e propagação da doença em diferentes comunidades.

Estes dados não só destacam os desafios no combate à esquistossomose, mas também enfatizam a necessidade de uma abordagem ampla e diversificada para mitigar o seu impacto.Neste sentido, as políticas de saúde pública e os programas de controle da esquistossomose devem adotar uma abordagem ampla e inclusiva, considerando não apenas a distribuição geográfica do parasita e as estratégias de tratamento, mas também as condições socioeconômicas, ambientais e culturais que influenciam a transmissão da doença.

A implementação eficaz de medidas de prevenção e controle requer um entendimento das dinâmicas locais e uma cooperação estreita entre diferentes setores, como a saúde, a educação, as infraestruturas e o desenvolvimento social. Portanto, para reduzir a incidência de esquistossomose, é necessária uma abordagem abrangente e sustentável, que promova o acesso equitativo e universal aos cuidados de saúde e melhore as condições de vida das populações afectadas. Só através de iniciativas alinhadas poderemos esperar alcançar progressos significativos na prevenção, controle e, em última análise, diminuição da esquistossomose, um importante problema de saúde pública em muitas partes do Brasil e do mundo.

REFERÊNCIAS

ALVES, C. C. (2011). Avaliação parasitológica e de parâmetros celulares e humorais da resposta imune associados à infecção e reinfecção pelo Schistosoma mansoni nas linhagens murinas C57BL/6 e BALB/c. 2011. 91 f. Dissertação (Mestrado em Ciências) - Centro de Pesquisas René Rachou, Fundação Oswaldo Cruz, Belo Horizonte.

CARGNELUTTI FILHO, A.; MALUF, J. R. T.; MATZENAUER, R; STOLZ, A. P. Altitude e coordenadas geográficas na estimativa da temperatura mínima média decendial do ar no estado do Rio Grande do Sul. Pesquisa Agropecuária Brasileira, Brasília, v. 41, p. 893-901, 2006. http://dx.doi.org/10.1590/S0100-204X2006000600001

COLLEY, D. G.; BUSTINDUY, A. L.; SECOR, W. E.; & KING, C. H. (2014). Human schistosomiasis. The Lancet, 383(9936), 2253-2264.

CUNHA, G. M.; MORAES, L. R. S.; LIMA, A. G. D.; MATTO, P. S. M. S.; & FREDIANI, D. A. (2013). Prevalência da infecção por enteroparasitas e sua relação com as condições socioeconômicas e ambientais em comunidades extrativistas do município de Cairu - Bahia. REEC - Revista Eletrônica de Engenharia Civil 7.

FERNANDES, L. L. M. (2021). Participação da ativação da via IL-33/ST2 na indução da resposta imunológica, na diferenciação de macrófagos e na fibrose induzida pela infecção por Schistosoma mansoni. Tese (Doutorado em Parasitologia) - Universidade Federal de Minas Gerais-UFMG, Minas Gerais.

FIGUEIREDO, A. L. de C. (2020). Estudo da resposta imune celular pós-terapêutica em pacientes crônicos com esquistossomose mansônica. Tese (Doutorado em Medicina

Tropical) – Universidade Federal de Pernambuco, Recife.

GRYSEELS, B.; POLMAN, K.; CLERINX, J.; & KESTENS, L. (2006). Human schistosomiasis. The Lancet, 368(9541), 1106-1118.

HOFFMANN, R.; VIEIRA, S. Análise de regressão: uma introdução à econometria. 3.ed. São Paulo: Hucitec/Edusp, 1998. 379p.

HOTEZ, P. J. (2021). Prevenindo a próxima pandemia: diplomacia das vacinas em tempos de anticiência. Porto Alegre. Grupo A.

HOTEZ, P. J.; & KAMATH, A. (2009). Neglected tropical diseases in sub-Saharan Africa: review of their prevalence, distribution, and disease burden. PLoS neglected tropical diseases, 3(8), e412.

MELO, C. B. de. (2014). Mapping of environmental conditions favorable for the development of the southern schistosomiasis state of Sergipe. 168 f. Tese (Doutorado em Ciências da Saúde) - Universidade Federal de Sergipe, São Cristóvão.

R CORE TEAM. R: A Language and Environment for Statistical Computing. R Foundation for Statistical Computing. 2013.

RESENDE, S. D. (2021). Fatores associados à esquistossomose e à modulação da reatividade alérgica em indivíduos infectados com baixa carga parasitária no norte de Minas Gerais, antes e após um ano de tratamento com Praziquantel. (Tese de doutorado, Universidade Federal de Minas Gerais, Programa de Pós-Graduação em Parasitologia).

SACCARO JUNIOR, N. L.; MATION, L. F.; SAKOWSKI, P. A. M. (2015). Impacto do desmatamento sobre a incidência de doenças na Amazônia. Brasília: Ipea. (Texto para Discussão, n. 2142)

SANTOS, A. H. C.; SIQUEIRA, T. S.; OLIVEIRA, A. C.; SOUZA, M. R.; BARBOSA, L. (2021) Incidência de Parasitoses Intestinais em Uma Comunidade Carente No Município de Aracaju-Sergipe. Doenças infecciosas e parasitárias no contexto brasileiro-Volume II, p. 219.

STEINMANN, P.; KEISER, J.; BOS, R.; TANNER, M.; & UTZINGER, J. (2006). Schistosomiasis and water resources development: systematic review, meta-analysis, and estimates of people at risk. The Lancet infectious diseases, 6(7), 411-425.

VILA, M. R. V. (2019). Intervenções urbanísticas no Parque São Bartolomeu em Salvador/Ba e seus reflexos sobre a esquistossomose urbana. 2019. 127 f. Dissertação (Desenvolvimento Regional e Urbano) - Universidade Salvador.

3 A REALIZAÇÃO DE TRATAMENTO PROFILÁTICO COM ANTIBIÓTICOS REDUZ A TAXA DE RECORRÊNCIA EM PACIENTES COM IMPETIGO?

DOES PROPHYLACTIC ANTIBIOTIC TREATMENT REDUCE THE RECURRENCE RATE IN PATIENTS WITH IMPETIGO?

Rodrigo Lopes e Silva
Otavio Ananias Pereira da Silva Ribeiro
Kassia Maria Cruz Souza
Adriano Roberto Franquelino
Nina Ferreira Brandão
André Firmino Neves
Victoria Cherubini Motta

RESUMO

O impetigo é uma infecção cutânea comum em crianças,

frequentemente causada por bactérias. Sua propagação é favorecida em ambientes como escolas e creches devido ao contato próximo entre as crianças. A hipótese subjacente a este estudo é que a realização de tratamento profilático com antibióticos pode reduzir a taxa de recorrência em pacientes com impetigo. Essa hipótese baseia-se na suposição de que a terapia profilática com antibióticos pode eliminar as bactérias patogênicas presentes na pele, reduzindo assim o risco de recorrência da infecção. O presente estudo teve como objetivo realizar uma revisão de literatura que investigou o potencial do tratamento profilático com antibióticos na redução da taxa de recorrência em pacientes com impetigo. Foi analisada a eficácia desse tipo de intervenção em crianças de 2 a 6 anos, por meio da análise de estudos científicos publicados nos últimos 20 anos (2003 a 2023). Para realizar uma busca abrangente e precisa, os descritores foram selecionados para abordar a relação entre o tratamento profilático com antibióticos e a taxa de recorrência em pacientes com impetigo. Os descritores escolhidos para esta revisão sistemática serão "impetigo", "antibiotics" e "prophylactic treatment". Esses descritores serão utilizados durante a busca nas bases de dados selecionadas. A estratégia de busca foi conduzida nas bases de dados LILACS, SciELO, PUBMED e MEDLINE. Foram utilizados operadores booleanos (AND, OR) e truncamentos, quando necessário, para ampliar a busca e garantir a inclusão de todos os estudos relevantes. A terapia profilática com antibióticos desempenha um papel importante nesse contexto, reduzindo a incidência e prevenindo recorrências. A administração criteriosa de antibióticos, levando em consideração a susceptibilidade bacteriana e as características individuais dos pacientes, juntamente com medidas de higiene e prevenção, são fundamentais para o manejo eficaz do impetigo. Contudo, vale ressaltar que a quantidade de estudos que abordem essa técnica terapêutica em crianças foi pouco explorada nesse período.

Palavras-chave: impetigo; infecção cutânea; crianças; recorrência; prevenção.

ABSTRACT

Impetigo is a common skin infection in children, often caused by bacteria. Its spread is favored in environments such as schools and daycare centers due to close contact among children. The underlying hypothesis of this study is that prophylactic treatment with antibiotics may reduce the recurrence rate in patients with impetigo. This hypothesis is based on the assumption that prophylactic antibiotic therapy can eliminate pathogenic bacteria present on the skin, thus reducing the risk of infection recurrence. This study aimed to conduct a literature review investigating the potential of prophylactic antibiotic treatment in reducing the recurrence rate in patients with impetigo. The efficacy of this type of intervention in children aged 2 to 6 years was analyzed through the review of scientific studies published in the last 20 years (2003 to 2023). To perform a comprehensive and accurate search, descriptors were selected to address the relationship between prophylactic antibiotic treatment and the recurrence rate in patients with impetigo. The chosen descriptors for this systematic review are "impetigo," "antibiotics," and "prophylactic treatment." These descriptors will be used during the search in the selected databases. The search strategy was conducted in the LILACS, SciELO, PUBMED, and MEDLINE databases. Boolean operators (AND, OR) and truncations were used, when necessary, to expand the search and ensure the inclusion of all relevant studies. Prophylactic antibiotic therapy plays an important role in this context, reducing incidence and preventing recurrences. The judicious administration of antibiotics, taking into account bacterial susceptibility and individual patient characteristics, along with hygiene and prevention measures, are crucial for effective impetigo management. However, it is worth noting that the number of studies addressing this therapeutic technique in children was underexplored during this period.

Keywords: impetigo; skin infection; children; recurrence; prevention.

INTRODUÇÃO

O impetigo é uma infecção bacteriana comum da pele que afeta principalmente crianças em idade escolar, sendo caracterizado por lesões vesiculares e pústulas com crostas amareladas ou melicéricas (OUMEISH; PARISH, 2006). Essa condição é causada principalmente por bactérias dos gêneros Streptococcus pyogenes e Staphylococcus aureus, e é altamente contagiosa, podendo se espalhar rapidamente em ambientes com muitas crianças, como escolas e creches (BRAOIOS et al., 2009).

Embora o impetigo seja geralmente autolimitado e resolve-se espontaneamente dentro de algumas semanas, o tratamento adequado é necessário para evitar complicações, como a propagação da infecção para outras áreas do corpo, formação de abscessos e, em casos raros, complicações sistêmicas graves (BANGERT et al., 2012). Além disso, a recorrência do impetigo é uma preocupação comum, uma vez que pode causar transtornos significativos para as crianças afetadas e suas famílias (BANGERT et al., 2012).

A hipótese subjacente a este estudo é que a realização de tratamento profilático com antibióticos pode reduzir a taxa de recorrência em pacientes com impetigo. Essa hipótese baseia-se na suposição de que a terapia profilática com antibióticos pode eliminar as bactérias patogênicas presentes na pele, reduzindo assim o risco de recorrência da infecção. Diante dessa hipótese, a pergunta de pesquisa formulada é a seguinte: em crianças de 2 a 6 anos com impetigo, o tratamento profilático com antibióticos (Ampicilina, Ceftriaxona, Cefuroxima, Sulfatrozim, Eritromicina, Penicilina, Clindamicina, Amoxicilina, Ácido Clavulônico) reduz a taxa de recorrência em comparação com aquelas que não receberam tratamento?

METODOLOGIA

O presente estudo teve como objetivo realizar uma revisão de literatura que investigou o potencial do tratamento profilático com antibióticos na redução da taxa de recorrência em pacientes com impetigo. Foi analisada a eficácia desse tipo de intervenção em crianças de 2 a 6 anos, por meio da análise de estudos científicos publicados nos últimos 20 anos (2003 a 2023). Para realizar uma busca abrangente e precisa, os descritores foram selecionados para abordar a relação entre o tratamento profilático com antibióticos e a taxa de recorrência em pacientes com impetigo. Os descritores escolhidos para esta revisão sistemática serão "impetigo", "antibiotics" e "prophylactic treatment". Esses descritores serão utilizados durante a busca nas bases de dados selecionadas.

A estratégia de busca foi conduzida nas bases de dados LILACS, SciELO, PUBMED e MEDLINE. Foram utilizados operadores booleanos (AND, OR) e truncamentos, quando necessário, para ampliar a busca e garantir a inclusão de todos os estudos relevantes. A estratégia de busca foi adaptada a cada base de dados, utilizando os descritores mencionados anteriormente. A busca foi restrita aos últimos 20 anos, de 2003 a 2023, para incluir estudos mais recentes. Os critérios de inclusão e exclusão foram estabelecidos para a seleção dos estudos. Os critérios de inclusão serão os seguintes: estudos publicados nos últimos 20 anos (2003 a 2023) em inglês, português ou espanhol; estudos que investigaram o tratamento profilático com antibióticos em crianças de 2 a 6 anos com impetigo; estudos que relataram a taxa de recorrência do impetigo como desfecho.

RESULTADOS E DISCUSSÃO

Contextualização do impetigo como uma infecção cutânea comum em crianças de 2 a 6 anos

O impetigo é uma infecção cutânea extremamente comum, especialmente em crianças de 2 a 6 anos de idade. Essa condição, também conhecida como "bexiga", é caracterizada por lesões vesicopustulosas que se formam na pele, geralmente em regiões expostas, como o rosto, as mãos e os membros (BOWEN et al., 2015). O impetigo é altamente contagioso e pode se espalhar facilmente entre as crianças em ambientes escolares, creches e lares (BOWEN et al., 2015; ROMANI et al., 2015; STEER et al., 2009). Essa infecção é causada principalmente por duas bactérias, o S. aureus e o S. pyogenes (BOWEN et al., 2015). Ambos os micro-organismos podem estar presentes normalmente na pele sem causar problemas.

No entanto, certos fatores, como feridas na pele, picadas de insetos ou eczema, podem permitir a entrada dessas bactérias, resultando no desenvolvimento do impetigo (ROMANI et al., 2015). Os sintomas característicos do impetigo incluem a formação de pequenas bolhas cheias de líquido, que podem estourar e deixar crostas amareladas ou melicéricas na pele (BOWEN et al., 2015). As lesões são geralmente indolores, mas podem causar coceira intensa (BOWEN et al., 2015; ROMANI et al., 2015). O impetigo não tratado pode levar a complicações, como a linfadenite e até mesmo a disseminação da infecção para outras partes do corpo (STEER et al., 2009).

A alta incidência do impetigo em crianças de 2 a 6 anos pode ser atribuída a vários fatores (BOWEN et al., 2015; ROMANI et al., 2015; STEER et al., 2009). Primeiro, nessa faixa etária, as crianças tendem a ter uma higiene pessoal menos desenvolvida, facilitando a entrada e disseminação das bactérias causadoras do impetigo. Além disso, crianças nessa idade são mais propensas a ferimentos na pele devido a brincadeiras ativas e ao contato próximo com outras crianças. A transmissão do impetigo ocorre principalmente pelo contato direto com as lesões infectadas ou com objetos contaminados, como toalhas, roupas e brinquedos (BOWEN et al., 2015).

Portanto, é crucial adotar medidas de higiene adequadas, como lavar as mãos regularmente e evitar o compartilhamento de objetos pessoais, para prevenir a disseminação da infecção. Embora o impetigo seja geralmente autolimitado e desapareça sem tratamento em algumas semanas, é importante buscar cuidados médicos para garantir um manejo adequado e evitar complicações (BOWEN et al., 2015; ROMANI et al., 2015). Os médicos podem prescrever antibióticos tópicos ou sistêmicos para eliminar as bactérias causadoras do impetigo e acelerar a cicatrização das lesões.

No entanto, uma questão que permanece em aberto é a eficácia do tratamento profilático com antibióticos na redução da taxa de recorrência do impetigo em crianças de 2 a 6 anos. Essa é uma área de pesquisa que merece atenção, pois entender se o uso de antibióticos como medida preventiva pode contribuir para a diminuição da recorrência do impetigo pode ter implicações significativas na prática clínica e no manejo dessa condição em crianças.

Importância do tratamento adequado para prevenir a recorrência do impetigo

O tratamento do impetigo envolve o uso de antibióticos tópicos ou sistêmicos, dependendo da gravidade e extensão das lesões (KONING et al., 2012). Os antibióticos tópicos, como a mupirocina, são frequentemente utilizados para impetigo localizado, enquanto os antibióticos sistêmicos, como a penicilina oral, podem ser prescritos em casos mais graves ou quando há disseminação da infecção (DIAS; MIRANDA; ZARCOS, 2018). O tratamento adequado visa eliminar as bactérias causadoras do impetigo e promover a cicatrização das lesões (KONING et al., 2012; GEORGE; RUBIN, 2003). Um dos principais motivos para um tratamento adequado do impetigo é prevenir a recorrência da infecção (BOWEN et al., 2015).

Estudos têm demonstrado que a taxa de recorrência do impetigo pode ser alta, especialmente em crianças que não receberam um tratamento adequado ou que não aderiram ao tratamento prescrito (CRAIK et al., 2022, MCMULLAN et al., 2016). A recorrência do impetigo pode resultar em um ciclo contínuo de infecções e desconforto para a criança, além de aumentar o risco de complicações (CRAIK et al., 2022; BOWEN et al., 2015; GEORGE; RUBIN, 2003). Além disso, o tratamento adequado do impetigo é fundamental para prevenir a disseminação da infecção para outras crianças e membros da família (PIZAN; CONTRERAS; GUARNIZ, 2008).

O impetigo é altamente contagioso e pode se espalhar facilmente pelo contato direto com as lesões ou objetos contaminados (BOWEN et al., 2015). Ao tratar o impetigo de forma adequada, reduzimos a carga bacteriana na pele da criança, diminuindo assim a chance de contaminação de outras pessoas ao seu redor (DIAS; MIRANDA; ZARCOS, 2018). Outra razão para o tratamento adequado do impetigo é minimizar o desconforto e a coceira associados às lesões (ROMANI et al., 2015).

O impetigo pode causar prurido intenso, o que pode ser extremamente desconfortável para a criança e levar ao ato de coçar as lesões (KONING et al., 2012). Coçar as lesões do impetigo pode agravar a infecção, causar lesões secundárias na pele e aumentar o risco de disseminação bacteriana (BOWEN et al., 2015; ROMANI et al., 2015; KONING et al., 2012). Portanto, um tratamento adequado que promova a cicatrização das lesões e alivia o prurido é essencial para o bem-estar da criança. Além disso, um tratamento adequado do impetigo é importante para prevenir complicações associadas à infecção.

Embora o impetigo seja geralmente uma infecção superficial da pele, pode levar a complicações mais graves se não for tratado corretamente (KONING et al., 2012). Portanto, tratar o impetigo de forma adequada e oportuna é fundamental para prevenir complicações e garantir a saúde da criança. Nesse sentido, o tratamento adequado do impetigo desempenha um papel crucial na prevenção da recorrência da infecção, na redução da disseminação do impetigo para outras pessoas, no alívio do desconforto e prurido associados às lesões e na prevenção de complicações.

Tratamento profilático com antibióticos e sua importância no manejo do impetigo

O tratamento profilático com antibióticos desempenha um papel crucial no manejo do impetigo, uma infecção bacteriana de pele altamente contagiosa. O tratamento eficaz do impetigo é essencial para controlar a disseminação da doença, prevenir complicações e reduzir a taxa de recorrência. A terapia profilática com antibióticos envolve a administração de medicamentos antimicrobianos a indivíduos que tiveram contato próximo com pacientes infectados ou que estão em alto risco de desenvolver a infecção (GHOSH et al., 2021). Essa abordagem visa eliminar as bactérias causadoras do impetigo antes que a infecção se estabeleça ou se espalhe, prevenindo assim o desenvolvimento de novos casos.

O uso de antibióticos específicos no tratamento profilático do impetigo tem se mostrado eficaz na redução da incidência e na prevenção de recorrências (MCMILLAN, 2020). Antibióticos como a ampicilina, ceftriaxona, cefuroxima, sulfatrozim, eritromicina, penicilina, clindamicina, amoxicilina e ácido clavulônico são amplamente utilizados nesse contexto, demonstrando resultados positivos no controle da infecção (ANDERSON, 2018; KONING et al., 2012). Um dos principais benefícios do tratamento profilático com antibióticos no impetigo é a redução da taxa de recorrência (KONING et al., 2012). O impetigo é conhecido por ter uma alta taxa de recorrência, o que pode levar a complicações adicionais e prolongar a duração da doença (DIAS; MIRANDA; ZARCOS, 2018).

Ao administrar antibióticos profilaticamente, é possível suprimir a carga bacteriana e interromper o ciclo de infecção e recorrência, garantindo assim uma recuperação mais rápida e completa. Além disso, a terapia profilática com antibióticos é fundamental para prevenir a disseminação do impetigo em comunidades e ambientes coletivos, como escolas e creches (BANGERT et al., 2012; BRAOIOS et al., 2009). Devido à sua natureza altamente contagiosa, o impetigo pode se espalhar rapidamente entre as crianças, resultando em surtos significativos da doença (BANGERT et al., 2012). A administração de antibióticos profiláticos a indivíduos expostos reduz a carga bacteriana e diminui o risco de transmissão, interrompendo assim a cadeia de infecção. É importante ressaltar que o tratamento profilático com antibióticos deve ser feito com critério, considerando fatores como a gravidade da infecção, o risco de complicações e a resistência antimicrobiana.

A seleção do antibiótico adequado deve levar em conta a susceptibilidade das bactérias causadoras do impetigo aos diferentes medicamentos, bem como as características individuais do paciente, como idade, condições médicas subjacentes e histórico de alergias a medicamentos (BROWN et al., 2003). Além do tratamento profilático com antibióticos, é fundamental adotar medidas de prevenção e controle do impetigo. Isso inclui a promoção de boas práticas de higiene, como a lavagem regular das mãos, o uso de lenços descartáveis para limpar as lesões, evitar o compartilhamento de objetos pessoais e a implementação de medidas de limpeza e desinfecção adequadas em ambientes coletivos (BOWEN et al., 2015).

A terapia profilática com antibióticos desempenha um papel importante nesse contexto, reduzindo a incidência e prevenindo recorrências. A administração criteriosa de antibióticos, levando em consideração a susceptibilidade bacteriana e as características individuais dos pacientes, juntamente com medidas de higiene e prevenção, são fundamentais para o manejo eficaz do impetigo. Contudo, vale ressaltar que a quantidade de estudos que abordem essa técnica terapêutica em crianças foi pouco explorada nesse período.

REFERÊNCIAS

ANDERSON, Deverick J. Methicillin-resistant Staphylococcus aureus (MRSA) in adults: Epidemiology. Monografia em Internet. UpTodate, 2018.

BANGERT, Scott; LEVY, Moise; HEBERT, Adelaide A. Bacterial resistance and impetigo treatment trends: a review. Pediatric dermatology, v. 29, n. 3, p. 243-248, 2012.

BOWEN, Asha C. et al. The global epidemiology of impetigo: a systematic review of the population prevalence of impetigo and pyoderma. PloS One, v. 10, n. 8, p. e0136789, 2015.

BRAOIOS, Alexandre et al. Portadores assintomáticos de Streptococcus pyogenes e Staphylococcus aureus entre crianças atendidas em uma creche. In: Colloquium Vitae. 2009. p. 25-29.

BROWN, Justin et al. Impetigo: an update. International journal of dermatology, v. 42, n. 4, p. 251-255, 2003.

CRAIK, Natalie et al. Global Disease Burden of Streptococcus pyogenes. Streptococcus pyogenes: Basic Biology to Clinical Manifestations. 2nd edition, 2022.

DIAS, A. R, MIRANDA, P., ZARCOS, M. M. Avaliação da sensibilidade aos antimicrobianos de S. aureus em lesões de impetigo. RPDI-Revista Portuguesa de Doenças Infecciosas, v. 14, n. 1, 2018.

GEORGE, Ajay; RUBIN, Greg. A systematic review and meta-analysis of treatments for impetigo. British journal of general practice, v. 53, n. 491, p. 480-487, 2003.

GHOSH, Pousali et al. Mass drug administration campaigns

for scabies and impetigo: protocol for a systematic review and meta-analysis. BMJ Paediatrics Open, v. 5, n. 1, 2021.

KONING, Sander et al. Interventions for impetigo. Cochrane Database of Systematic Reviews, n. 1, 2012.

MCMILLAN, Faye. Mass drug administration campaigns for scabies and impetigo: protocol for a systematic review and meta-analysis. 2020.

MCMULLAN, Brendan J. et al. Epidemiology and mortality of Staphylococcus aureus bacteremia in Australian and New Zealand children. JAMA pediatrics, v. 170, n. 10, p. 979-986, 2016.

OUMEISH, Oumeish Youssef; PARISH, Jennifer L. Impetigo herpetiformis. Clinics in dermatology, v. 24, n. 2, p. 101-104, 2006.

PIZAN, Maria Elena Diaz; CONTRERAS, Sonia Sacsaquispe; GUARNIZ, Lourdes Fernandez. Impetigo: Infeccion pediatrica frecuente. Revista Científica Visión Dental, v. 11, n. 4, p. 457-461, 2008.

ROMANI, Lucia et al. Prevalence of scabies and impetigo worldwide: a systematic review. The Lancet infectious diseases, v. 15, n. 8, p. 960-967, 2015.

STEER, Andrew C. et al. High burden of impetigo and scabies in a tropical country. PLoS neglected tropical diseases, v. 3, n. 6, p. e467, 2009.

SOBRE OS AUTORES

Adriano Roberto Franquelino: Doutorando em Geografia na Universidade Estadual Paulista "Júlio de Mesquita Filho"-UNESP (2021); Mestre em Geografia Urbana pela Universidade Federal de Mato Grosso do Sul - UFMS (2017); Bacharel em Geografia pela Universidade Federal de Mato Grosso do Sul - UFMS (2013); Licenciado em Geografia pelo Centro Universitário de Araras - UNAR (2019); Foi Pesquisador no Laboratório de Estudos Urbanos e do Território - LETUR da UFMS (2010-2015); Foi membro do Grupo de Pesquisa GeCiTe - Grupo de Estudos Cidade e Território (2011-2015). Pesquisador Colaborador no projeto de pesquisa Geoeconomia e Geopolítica da América do Sul no pós-pandemia de Covid-19. Tem enfoque nos seguintes temas: Urbanização, Políticas Públicas Habitacionais, Dinâmicas Territoriais Intraurbanas, Planejamento Urbano.

André Firmino Neves: Graduando em Medicina pela Universidade Federal da Fronteira Sul (UFFS)

Emanuele Dias de Souza: Graduanda em Zootecnia pela Universidade Estadual Paulista do campus da Faculdade de Engenharia de Ilha Solteira (FEIS - UNESP)

Kassia Maria Cruz Souza: Mestranda e Bacharela em Ciências Biológicas na Universidade Estadual Paulista "Júlio de Mesquita Filho" (UNESP) com pesquisas voltadas para helmintologia de anfíbios e moluscos.

Nina Ferreira Brandão: Graduanda em Medicina pela Universidade Federal da Fronteira Sul (UFFS)

Otavio Ananias Pereira da Silva Ribeiro: Graduando em Medicina pela Universidade Federal da Fronteira Sul (UFFS). Engenheiro Florestal (2015) pela Faculdade de Agronomia e Engenharia Florestal de Garça, SP, FAEF, Especialista em

Gestão de Agronegócios (UNIC), Mestre em Agronomia - Sistemas de Produção, pela Universidade Estadual Paulista "Júlio de Mesquita Filho" (UNESP). Membro da Associação Sergipana de Ciências (ASCi) desde 2021. Atuando em estatística e técnicas experimentais. Tem experiência em uso de Software R, Sisvar, SPSS e Mendeley.

Rafaela de Souza Mendonça: Graduanda em Ciências Biológicas na Universidade Estadual Paulista "Júlio de Mesquita Filho" - Faculdade de Engenharia de Ilha Solteira (FEIS - UNESP)

Rodrigo Lopes e Silva: Graduando em Medicina pela Universidade Federal da Fronteira Sul (UFFS), Psicólogo formado pela Unisagrado.

Victoria Cherubini Motta: Graduanda em Medicina pela Universidade Federal da Fronteira Sul (UFFS)